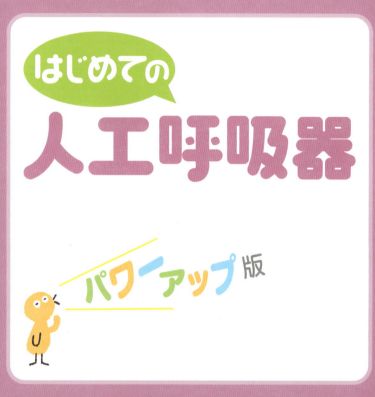

大阪はびきの医療センターIRCU 著

はじめに

　「呼吸」とは，人間の生体現象の中で生命に直接関係するものであり，呼吸の破綻は生命の危機となります．人工呼吸とはこの呼吸の破綻による生命の危機的状況を，文字どおり「人工的」に介入することで，生命維持あるいは救命する治療法です．ところが，「人工呼吸器は難しい・とっつきにくい」という声をよく聞きます．そういった経緯から，初心者が手にとっても分かりやすい人工呼吸器関連の書籍を企画し，人工呼吸器の入門書として，とくに基礎的な内容に焦点を当てたのが初版の「はじめての人工呼吸器」です．「はじめて」のタイトルが示すとおり，本療法にほとんどなじみのない方を念頭に編集・執筆いたしました．その初版が発刊されてから8年の歳月が過ぎました．この間たくさんの方に愛読・支持されてきたおかげで，今回改訂第2版となるパワーアップ版を刊行する運びとなり，スタッフ一同大変喜んでおります．今回の改訂では，この8年間の新たな知見・ガイドラインなどを参考にし，最新の内容でありながらも当初の基礎的な内容に焦点を当てるという理念を保ったままの構成にいたしました．したがって，若干の物足りなさを感じるかもしれませんが，初心者を対象とした書籍であるということでご容赦いただきたいと思います．

　最後に今回の改訂にあたって，支援と助言を惜しまれなかったメディカ出版編集部の皆様，中でも直接ご担当いただき，忍耐強く原稿を待っていただいた志田原宏美氏に深甚の謝意を表します．

2015年11月

石原英樹

はじめての人工呼吸器 パワーアップ版

CONTENTS

● はじめに……………3

第1章 基礎編

① 人工呼吸器って何をするもの?
- 換気補助……………8
- 酸素化の改善……………8
- 人工呼吸の目的……………10
- 人工呼吸の開始・離脱基準……………10

② 気管挿管の介助をマスターしよう!
- 気管挿管の種類……………12
- 必要物品……………13
- 準　備……………14
- 実施手順……………15
- 挿管後に行うべきこと……………17

③ 人工呼吸器の動作を確認してみよう!
- 呼吸器回路の構造としくみ……………18
- 人工呼吸器の使用開始手順……………19
- エアリーク……………20

④ 呼吸の状態を表す約束事を覚えておこう!
- 呼吸曲線の基本……………22
- 気道抵抗とコンプライアンス……………24

第2章 換気設定編

❶ 人工呼吸器設定画面の略語と意味を知ろう！
- PURITAN BENNETT 840™の場合…………26

❷ 換気様式を理解しよう！
- PCV（圧規定式換気）…………27
- VCV（量規定式換気）…………28
- PCVとVCVの利点・欠点…………29

❸ モードを理解しよう！
- CMV（機械的調節換気）…………30
- A/C（補助／調節換気）…………30
- SIMV（同期式間欠的強制換気）…………31
- SIMV＋PSV…………32
- CPAP（持続的気道内陽圧）…………33

❹ 付加機能を理解しよう！
- PSV（圧支持換気,プレッシャーサポート）…………34
- PEEP（呼気終末陽圧）…………35
- トリガー…………36

第3章 実践編

❶ 人工呼吸中のモニタリングをマスターしよう！
- フィジカルアセスメント…………38
- 血液ガス…………40
- パルスオキシメーター…………41
- グラフィックモニター…………42

❷ 気道管理をマスターしよう！
- チューブ固定…………44
- カフ圧…………45
- 気管吸引…………47
- 加温・加湿…………50

CONTENTS

3 口腔ケアと体位変換をマスターしよう！
- 口腔ケア…………51
- 体位変換…………52

4 VAP（人工呼吸器関連肺炎）を理解しよう！
- VAP（人工呼吸器関連肺炎）…………53

5 鎮静・鎮痛をマスターしよう！
- 鎮静・鎮痛の目的…………54
- 鎮静の評価…………55
- 鎮痛の評価…………56

6 アラームへの対応をマスターしよう！
- アラームの種類…………57
- 低気道内圧…………58
- 高気道内圧…………58
- 呼吸数上限…………59
- 低分時換気量（低MV）…………60
- 低1回換気量（低V_T）…………60
- 無呼吸（アプニア）…………61

7 機器点検をマスターしよう！
- 人工呼吸器使用前の点検…………62
- 人工呼吸器使用中の点検…………62

● 執　筆

大阪はびきの医療センター臨床工学技士	石原麻美
大阪はびきの医療センター副看護師長	小崎恭子
大阪はびきの医療センター副看護師長	武藤久美
大阪はびきの医療センター看護師	崔　晶淑
大阪はびきの医療センター副看護部長	五十嵐美幸

● 医学監修

医療法人徳洲会 八尾徳洲会総合病院 副院長	石原英樹

第 1 章
基礎編

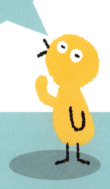

基礎編 1

人工呼吸器って何をするもの？

「人工的な呼吸でしょ……？」では，正解とはいえません．そもそも呼吸って何なんでしょう？

換気補助

生理学的にいうと呼吸には，換気，血流，拡散の3つの要素があります．

このうち，換気を呼吸筋の代わりに人工呼吸器が行うことを人工換気といいます．

酸素化の改善

人工呼吸器の仕事は，換気の補助だけではありません．高濃度の酸素投与やPEEP（呼気終末陽圧）をかけることで，血流に酸素を入り込みやすくします．

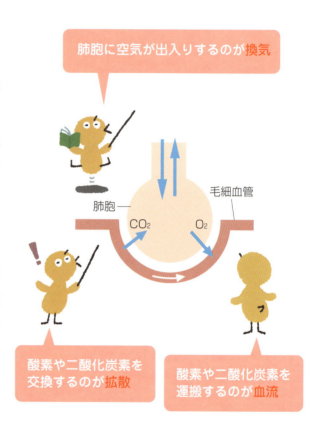

★気道内圧，胸腔内圧の変化のちがい

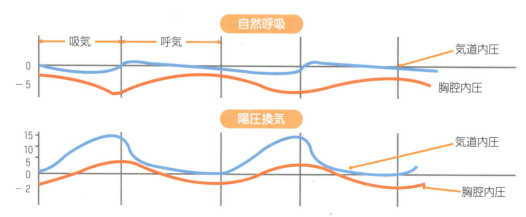

★**自然呼吸**

　胸腔内陰圧（マイナスになること）によって吸気が起こり，常に胸腔内圧は陰圧で，気道内圧は吸気時には陰圧となります．

★**陽圧換気**

　気道内圧に陽圧をかけて吸気を送り込むために，気道内圧・胸腔内圧もそれに伴って増加します．

	自然呼吸	陽圧換気
気道内圧	吸気で陰圧	吸気で陽圧
平均気道内圧	低い	高い
胸腔内圧	常に陰圧	吸気時一時的に陽圧
平均胸腔内圧	低い	高い
静脈還流		減少
循環抑制	なし	あり
仰臥位の横隔膜の動き	背側で大きい	腹側で大きい
肺血流量	背側が多い	背側が多い
換気血流比	均等	不均等

では，具体的にどのように吸気が行われるかというと……

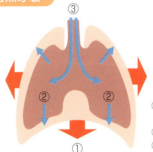

つまり，蛇腹を膨らませて空気を吸い込むアコーディオンに似てるわけね！

①胸郭が拡大して，横隔膜が収縮し下方へ移動する（胸腔内陰圧の増大）．
②肺が拡大，膨張する．
③吸気が肺内へ流入する．

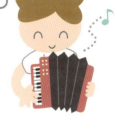

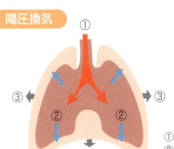

こっちは息を吹き込んで音を鳴らすピアニカを思い浮かべて……ププ〜

①陽圧で気道内へ送気される．
②肺が拡大，膨張して，胸腔内圧が上昇する．
③胸郭が拡大し，横隔膜が下方へ移動する．

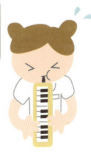

人工呼吸の目的

1. 呼吸停止・心停止時の救急蘇生法として用います．
2. 低酸素血症および高二酸化炭素血症を改善します．
3. 全身状態が回復するまでの間の換気の確保，呼吸仕事量の軽減をします．
4. 呼吸筋疲労の予防・改善のため，呼吸筋の仕事量を軽減します．
5. 呼吸筋麻痺，または呼吸中枢麻痺に対して換気を確保します．

人工呼吸の開始・離脱基準

● 開始基準

人工呼吸は呼吸不全の患者に適応されます．ただし，呼吸不全はⅠ型とⅡ型，急性と慢性に分類され，それぞれ人工呼吸の開始基準が異なります．また，施設によっても違いがありますが，目安として次の3点を覚えておきましょう．

1. 自発呼吸がないか，ひどく弱い！　呼吸がすごく苦しそう！
2. 酸素を投与してもP/F比が100より低い！
3. 動脈血二酸化炭素分圧（$PaCO_2$）が60mmHgより高い！

もうすこし詳しく知りたい人は，次のパラメーターを参考にしてください．

		開始適応の値	正常範囲
換気力	呼吸数（回/min）	＜5 または ＞35	10〜20
	1回換気量（mL/kg）	＜3	8〜12
酸素化能	P/F比	＜100	357〜500
換気効率	$PaCO_2$（mmHg）	＞60	35〜45

P/F比ってなに？

酸素化の指標として動脈血酸素分圧（PaO_2）を用いますが，同じ「$PaO_2$100」でも，室内空気下とVM50％使用時では意味合いが異なります．また，人工呼吸器下においても同様に，同じ「$PaO_2$100」でも，

FiO$_2$（吸入気酸素濃度）0.5と0.9では意味合いが違ってきます．

室内空気下での「PaO$_2$100」は正常ですが，それ以外の場合，吸入している酸素の影響を加味する必要があります．その際に用いる指標がP/F比です．

★P/F比＝PaO$_2$÷FiO$_2$（FiO$_2$は0.5や1.0で計算）

P/F比は，PaO$_2$だけでなく吸入気の酸素濃度を考慮しているので，より客観的な指標となります．

●離脱開始基準

人工呼吸器からの離脱のことをウィーニングといいます．ウィーニングもやはり呼吸不全の分類，患者の病態によって開始する基準が異なりますが，求められる基本は次の3点です．

① 呼吸不全の原因となった病態の改善
② 循環機能を含む全身状態の安定化
③ 意識レベルの改善（呼吸抑制のある薬剤の排除）

もうすこし詳しく知りたい人は，次のパラメーターを参考にしてください．

		離脱適応の値
換気力	呼吸数（回/min）	10＜かつ＜30
	分時換気量（L/min）	＜10
酸素化能	P/F比	150〜200
換気効率	PaCO$_2$（mmHg）	35＜かつ＜45

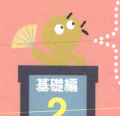

基礎編 2 気管挿管の介助をマスターしよう！

人工呼吸器を患者に接続するには，気管挿管が必要です．しっかり手順を覚えておきましょう．

気管挿管の種類

基本は口から挿管する経口挿管，鼻から挿管する経鼻挿管のどちらかが選択されます．通常は経口挿管を行いますが，外傷や病変のために経口が困難な場合には経鼻で行われます．

経口・経鼻ともに挿管が難しい場合は？

頸部を切開してそこから挿管する，気管切開が行われます．気管切開は人工呼吸が長期化することが予測される場合などにも行われます．

	経口挿管	経鼻挿管	気管切開
気道確保の早さ	速い	やや時間がかかる	時間がかかる
手技の難しさ	容易	難	やや難
チューブの太さ	やや太くできる	細くなる	太い
チューブの流量抵抗	中	大	小
チューブの固定性	やや難，不安定	容易	容易，良好
チューブ交換の難しさ	中間	難	容易
気管吸引の難しさ	容易	容易	容易
口腔ケアの難しさ	やや困難	容易	きわめて容易
患者の苦痛	大きい	やや少ない	少ない
発声の可能性	なし	なし	あり
気管への到達距離	中間	長い	短い
経口摂取	不可	可能性あり	可能
挿管時の気道汚染	少ない	あり	少ない

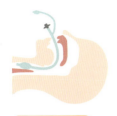 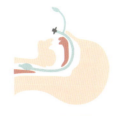 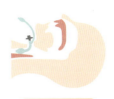

経口挿管 　　経鼻挿管 　　気管切開

必要物品

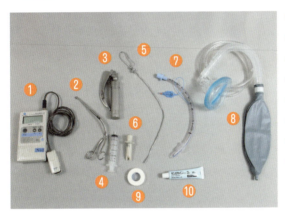

❶ パルスオキシメーター
❷ マギール鉗子［経鼻挿管用］
❸ 喉頭鏡（マッキントッシュ）
❹ 注射器（10〜20cc）
❺ スタイレット［経口挿管用］
❻ バイトブロック［経口挿管用］
❼ 気管チューブ
❽ ジャクソンリース回路
　（またはバッグ・バルブ・マスク）
❾ 固定テープ
❿ キシロカイン®ゼリー

● 気管チューブのサイズと深さ

★ 経口挿管
　成人男子……内径8.0〜8.5mm
　　　　　　　深さ22〜24cm
　　　　　　　　（門歯または口角）
　成人女子……内径7.5〜8.0mm
　　　　　　　深さ20〜22cm
　　　　　　　　（門歯または口角）

★ 経鼻挿管
　成人男子……内径7.5〜8.5mm
　　　　　　　深さ25〜27cm
　　　　　　　　（鼻孔）
　成人女子……内径7.0〜8.0mm
　　　　　　　深さ23〜25cm
　　　　　　　　（鼻孔）

いつでも使えるよう，救急カートを点検しておきましょう！

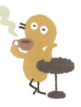

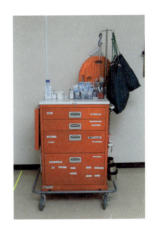

準　備

❶ 患者が覚醒している場合は挿管について説明し，入れ歯など身体に着けているものを外します．

❷ 人工呼吸器関連肺炎（VAP）予防のため，口腔ケアを済ませておきます．

❸ パルスオキシメーターや心電図モニターを装着．心拍音やアラーム音は音量を上げ，モニターを見なくても異常に気づけるようにしましょう．アラーム設定や自動血圧測定の設定をしておきます．

ここに注意！ ～歯とコンタクトレンズ～

入れ歯・差し歯・ぐらついている歯は，誤嚥や気道閉塞を招きます．コンタクトレンズはマスクを用いたときに眼球を損傷する危険があります．

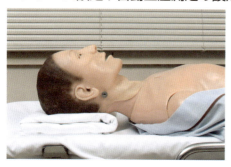

❹ まず，適切な頭位を確保します．頭の下に枕を入れ，においを嗅ぐ姿勢（sniffing position）をとります．用手的気道確保の頭位は，必ずしも挿管に適していません．肩枕挿入は喉頭展開を困難にします．

❺ 人工呼吸器はすぐに装着できるよう準備しておきます（医師が呼吸条件を設定しておきます）．

❻ 指示された鎮静薬を準備します．

❼ 気管チューブのサイズを確認し，カフの破損がないか，エアを注入し確認します．

❽ チューブにスタイレットを挿入し，スタイレットの先端がチューブからはみ出さないよう固定します．また，挿管しやすいようチューブをスタイレットごと屈曲させます．

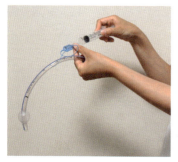

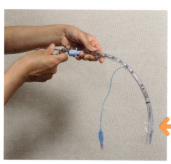

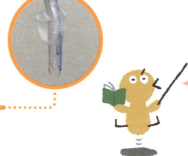

スタイレットがチューブの先端からはみ出ていると，金具で気道を損傷してしまうので注意！

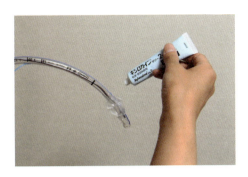
❾チューブにゼリーを塗布します．

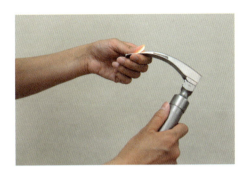
❿喉頭鏡はライトが明るく点灯するか，電球のゆるみはないか確認しましょう．

実施手順

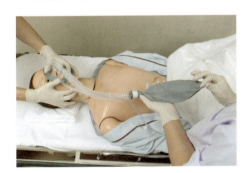

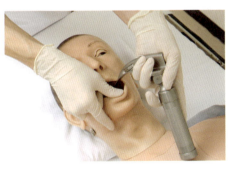

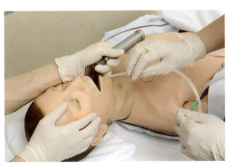

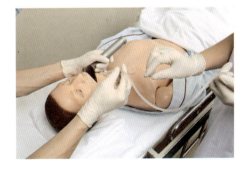

❶必要に応じて鎮静薬を使用した上で，医師は気道確保を行い（頭部後屈・下顎挙上），エアが漏れないようマスクを当て，用手換気を開始します．

❷喉頭鏡を医師に渡します．医師が患者の口を開け，喉頭鏡を挿入します．

❸医師が喉頭展開をしている間に，口腔内吸引を準備しておきます．

❹喉頭展開中に口腔内吸引が必要な場合，医師の視野を妨げないように口腔内吸引を手渡します．

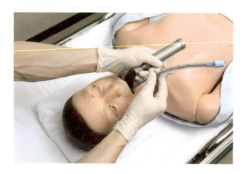

❺気管チューブを渡し，挿管が開始されます．

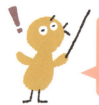

声門を確認しにくい場合は，医師の指示があれば甲状軟骨の1〜2横指下にある輪状軟骨部を押します

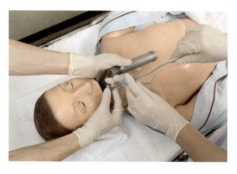

❻医師が挿管を確認するとスタイレット抜去の指示があるので，スタイレットを抜きます．

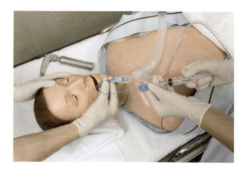

❼医師は気管チューブの固定，看護師はカフエアを（エア漏れがない程度）注入します．その後，カフ圧計で適正圧に調整します．

ここに注意！
～手元だけに集中しない～

挿管中は，医師も看護師も手元の操作だけに気を取られてしまいがちです．患者の表情や体動で苦痛の有無を確認しましょう．また，SpO_2が低くなったときは挿管操作を中断し，用手換気を行いましょう．

鎮静薬の使用や挿管により，バイタルサインは大きく変動するため，モニタリングはとても重要です．異常に気づいたときは，医師にその都度報告しましょう．

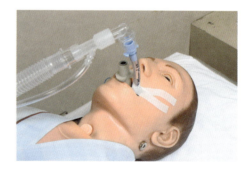

❽必要に応じてバイトブロックを使用し，固定します．

挿管後に行うべきこと

★呼吸状態の確認
・胸郭が動いているか？
・患者の呼気で気管チューブが曇っているか？
・聴診で呼吸音を確認できるか？
・モニター上などバイタルサインに異常はないか？

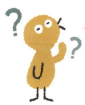

食道挿管や片肺挿管になっていませんか……！？

食道挿管の特徴
・用手換気を行ったとき，心窩部でゴボゴボと音がする．吸気時に胃が膨張する．
・聴診しても呼吸音が聴取できない．
・呼気中にCO_2が出ない，SpO_2値が下がる．

片肺挿管の特徴
・左右の胸郭の動きに差が出る．
・片肺の呼吸音が聞こえなくなる．

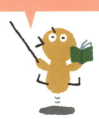

人工呼吸器と患者の呼吸パターンが同調しているかを観察します

★人工呼吸器の装着
・医師に呼吸条件を確認して人工呼吸器を装着します．

★気道，口腔内の吸引

★挿管位置の確認
・胸部X線で挿管チューブ位置を確認し，必要に応じて挿入の深さを変更します．
・チューブが深すぎると片肺挿管の危険，浅すぎると事故抜管の危険があります．

★記　録
・チューブの固定位置を"口角○cm"，あるいは"門歯○cm"か確認し，記録します．

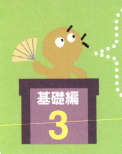

基礎編 3

人工呼吸器の動作を確認してみよう！

人工呼吸器はどんなしくみで換気を行っているのでしょうか？
ちょっとドキドキしますが，人工呼吸器の電源を入れてみましょう．

呼吸器回路の構造としくみ

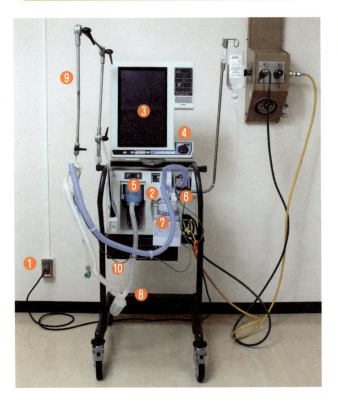

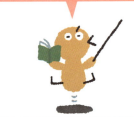

まず，各部の名称を覚えておきましょう

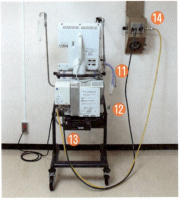

● PURITAN BENNETT 840™の場合

① 電源プラグ
② 電源スイッチ
③ グラフィックモニター
④ 設定ダイアル
⑤ 呼気フィルター
⑥ 吸気フィルター
⑦ 加湿器
⑧ ウォータートラップ
⑨ サポートアーム
⑩ モニターライン
⑪ モニターセンサー
⑫ Yピース＆スワイベル
⑬ 酸素・圧縮空気ホースアセンブリ
⑭ 配管端末器（アウトレット）

人工呼吸器を構成しているのは，駆動源（酸素，圧縮空気配管，電源），人工呼吸器本体，加温・加湿器，呼吸回路の4つです．

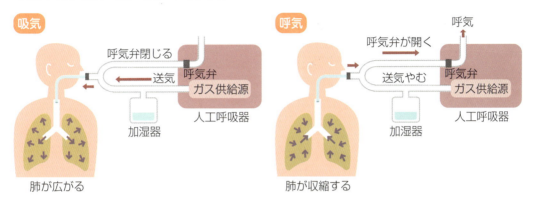

吸気時は呼気弁が閉じ，吸気弁が開く．　　呼気時は吸気弁が閉じ，呼気弁が開く．

人工呼吸器の使用開始手順

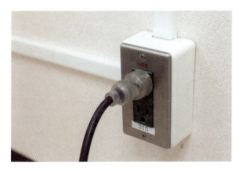

❶ 電源プラグをコンセントに差し込みます．無停電電源，または非常用電源のコンセントが望ましいです．

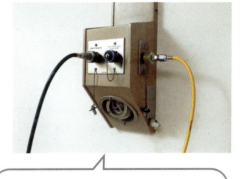

カチッと音がするまで差し込んで！

❷ 配管端末器に酸素・圧縮空気ホースのプラグを接続します．

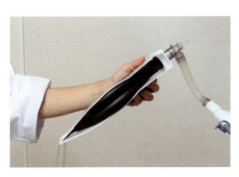

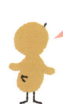

誤接続防止のためにアダプタープラグのピンの位置がそれぞれちがいます

❸ テストラングを装着しておきましょう．

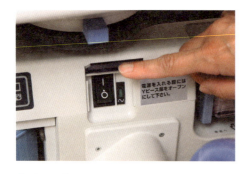
❹人工呼吸器の電源スイッチをONにします．

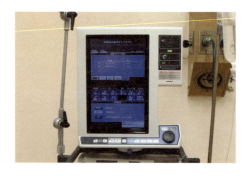
❺人工呼吸器が始動しました．

医師に呼吸条件の設定をしてもらいましょう．アラームの設定も忘れずに！

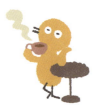

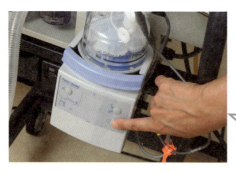

❻加湿器の電源スイッチをONにします．

水の入れ忘れはないですか？

❼患者への装着前に設定条件を確認し，装着直後は設定通りに正しく作動しているか確認しましょう．

エアリーク

人工呼吸器回路でエアリーク（空気の漏れ）を起こしやすいのは……，
★蛇管（蛇腹）の破れ
★ウォータートラップ，呼気弁の破損
★接続部（破損，ゆるみ）
　おもにこの3点です．

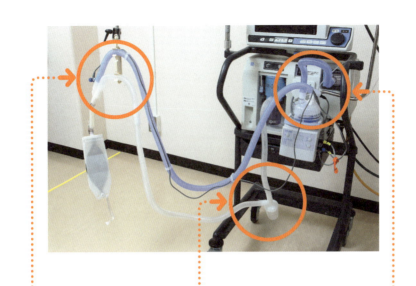

蛇管の破れ，
ピンホールはないか？

ウォータートラップの
ゆるみはないか？

接続部のひび割れはないか？

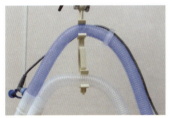 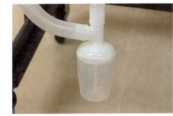 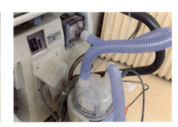

　設定された圧や換気量が保てないとき，またはシューシューというかすかな空気漏れの音がするときは，リークの有無をチェックしましょう．ただし，最近の人工呼吸器ではすこしのリークなら機械が補整してくれるため，問題にならないこともあります．それでもリークを示すアラームが鳴ったときは，機械では補整できないほどの大きなリークがあるということです．蛇管を手でたどり，ピンホールがないか風圧をチェックし，ウォータートラップを締め直してみましょう．

それでもリークが改善しない

　機械でも補整できないほどのリークがあり，調べても発生箇所がわからない場合は，ただちに呼吸器の点検が必要です．用手換気に切り替え，呼吸器の回路交換や呼吸器の交換を行ってください！

基礎編 4

呼吸の状態を表す約束事を覚えておこう！

人工呼吸器の換気様式やモードについて勉強する前に，呼吸曲線の見方など，基本的なことを覚えておきましょう．

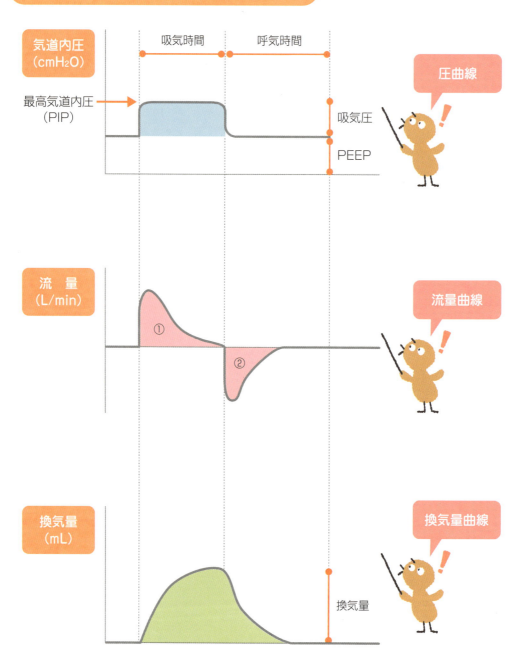

呼吸曲線の基本 ※圧規定式換気の場合

人工呼吸器のグラフィックモニターに表示される呼吸曲線の基本（圧曲線，流量曲線，換気量曲線）は次のような意味を持っています．

★圧曲線

吸気を開始すると気道内圧（プレッシャー；P）は上昇し，呼気時には下降する曲線を描きます．気道内圧（P）とは，人工呼吸器の回路内圧を測定したもので，患者の気道内の圧力を反映しています．

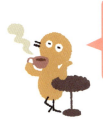

最高気道内圧（PIP）とは，吸気中で気道内圧が一番高くなる時点をいいます

★流量曲線

流量（フロー；F）とは，吸気または呼気時に流れるガスの量のことです．つまり，前ページイラストの①を吸気流量，②を呼気流量といいます．

★換気量曲線

肺に送り込まれたガスの量（ボリューム；V）を表した曲線です．上昇している曲線は吸気V_Tで，下降曲線は呼気V_Tです．

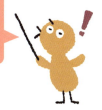

V_T（1回換気量）とは，1回の呼吸で吸う（または吐き出す）空気の量のことで，mL（ミリリットル）で表します

★EIP（吸気ポーズ，プラトー）

吸気の終わりに休止時間を設けて，膨らみにくい肺胞を再開放することで，肺容量を増加させ，酸素化を改善します．

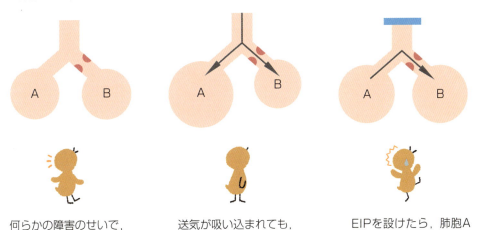

何らかの障害のせいで，肺胞Bは膨らみにくい……．

送気が吸い込まれても，やはり肺胞Aに比べて肺胞Bは膨らまない．

EIPを設けたら，肺胞Aから肺胞Bへの空気の移動が起こった！

気道抵抗とコンプライアンス

★気道抵抗

ガスが気道を通過するときの通りにくさのことです．気管支喘息や肺気腫などの疾患や，痰の粘性が増すことでも気道抵抗は高くなります．

★コンプライアンス

肺や胸郭の弾性抵抗の逆数のことを指しますが，簡単にいうと，肺や胸郭のやわらかさのことです．"コンプライアンスが高い"とは，肺や胸郭がやわらかく，膨らみやすいことをいいます．

気道抵抗が高い肺や，コンプライアンスが低い肺では，同じ流量でもPIPやプラトー圧が正常の肺に比べて高くなります．

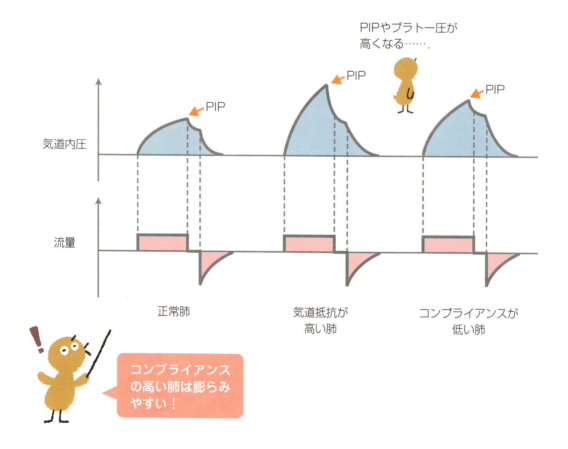

第2章 換気設定編

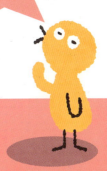

人工呼吸器設定画面の略語と意味を知ろう！

換気設定編 1

まずは，人工呼吸器の設定画面を読めるようになっておきましょう．

PURITAN BENNETT 840™の場合

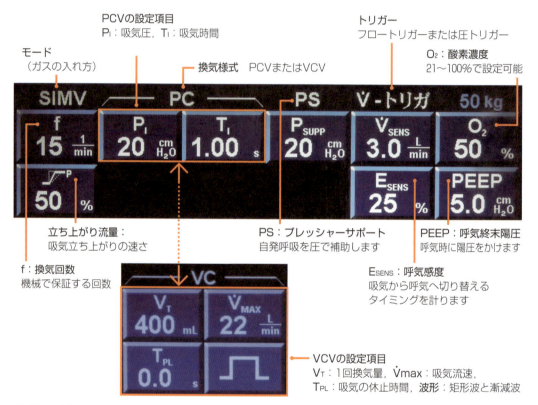

- モード（ガスの入れ方）
- PCVの設定項目　P_I：吸気圧，T_I：吸気時間
- 換気様式　PCVまたはVCV
- トリガー　フロートリガーまたは圧トリガー
- O_2：酸素濃度　21〜100％で設定可能
- 立ち上がり流量：吸気立ち上がりの速さ
- f：換気回数　機械で保証する回数
- PS：プレッシャーサポート　自発呼吸を圧で補助します
- E_{SENS}：呼気感度　吸気から呼気へ切り替えるタイミングを計ります
- PEEP：呼気終末陽圧　呼気時に陽圧をかけます
- VCVの設定項目　V_T：1回換気量，$\dot{V}max$：吸気流速，T_{PL}：吸気の休止時間，波形：矩形波と漸減波

★ モード

ガスの入れ方のことで，A/C，SIMV，SPONTの3種類があります．

- **A/C** 補助／調節換気……強制換気を行います．
- **SIMV** 同期式間欠的強制換気……強制換気を自発呼吸に同期させます．
- **SPONT** 自発呼吸モード……強制換気のない自発呼吸モードです．

★ トリガー

フロートリガーと圧トリガーの2種類があります．

- **$\dot{V}_{SENS}$** フロートリガー……患者の吸気努力を，いくらガスを吸ったかで感知するものです．
- **P_{SENS}** 圧トリガー……患者の吸気努力を回路内圧の低下で感知するものです．

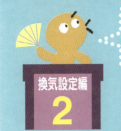

換気設定編 2

換気様式を理解しよう！

換気様式は，量規定式と圧規定式の2つに大別できます．それぞれ，どのような特徴があるのでしょうか？

PCV（圧規定式換気）

PCV（pressure controlled ventilation）は，設定した吸気圧を送り込む方法です．1回換気量は設定圧や吸気時間が変わることにより変動します．また，肺の状態や気道抵抗などでも変わります．呼気への切り替わりは，吸気時に気道内圧が設定圧に到達し，設定した吸気時間を保った後開始されます．

設定圧が決まっているので，肺がやわらかければ1回換気量は多く，肺が硬ければ1回換気量は少なくなります．

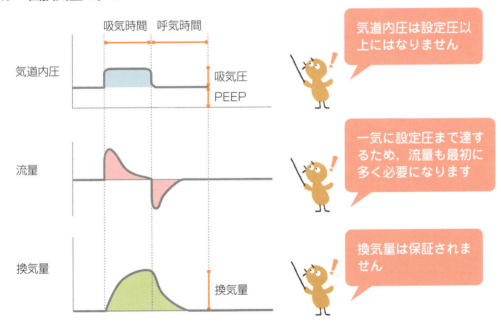

設定圧を20として，C，Dの比較を見てみましょう．

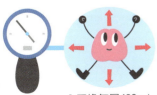

C．肺がやわらかい場合
1回換気量400mL

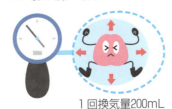

D．肺が硬い場合
1回換気量200mL

設定条件は同じなので，気道抵抗が強い，肺が硬いなどの理由でDの方が1回換気量が少なくなっています．

VCV（量規定式換気）

　VCV（volume controlled ventilation）は，設定した1回換気量を送り込む方法です．気道内圧は患者の肺の状態や気道の抵抗などによって変わります．呼気への切り替わりは，設定された1回換気量が送り込まれれば開始されます．

　1回換気量が決まっているので，肺がやわらかければ気道内圧は低く，肺が硬ければ気道内圧は高くなります．

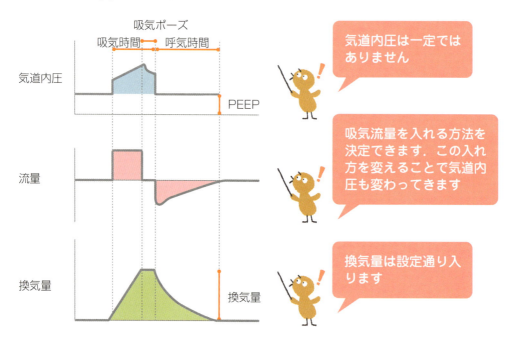

　1回換気量を300mLとして，A，Bの比較を見てみましょう．

A．肺がやわらかい場合
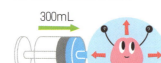

B．肺が硬い場合
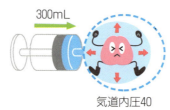

設定条件はA，B同じであっても気道抵抗や肺のコンプライアンスが低いためにBの方が気道内圧が上昇しています．

　肺胞の硬いところは膨らまず，伸びやすいところにガスが送られることで設定したガス量は送られますが，抵抗は増加します．

PCVとVCVの利点・欠点

肺は正常ですが，狭窄があって気道抵抗が強いときは？

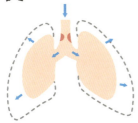

PCV欠点：狭窄部位で設定圧まで達してしまい，肺に届かず，換気量が少なくなるおそれがあります．

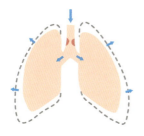

VCV利点：設定した1回換気量は必ず保証されるので，気道抵抗が高くてもガスは送られます．

肺のコンプライアンスが低いと？

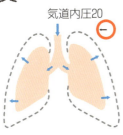

気道内圧20

PCV利点：肺が硬くても，設定した吸気圧以上に圧が上昇することはありません．肺を損傷する危険性は低いです．

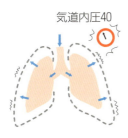

気道内圧40

VCV欠点：肺が硬いのにガスを送り続けると，圧は上昇し，人工呼吸器関連肺傷害（肺に穴が開いたりすること）が起こるおそれがあります（ventilator induced lung injury；VILI）．

モードを理解しよう！

機械まかせにするのか，患者の吸気努力を利用するのか．モードの使い分けが大事です！

CMV（機械的調節換気）

CMV（controlled mechanical ventilation）は，吸気のタイミングを人工呼吸器にて決定し，そのタイムサイクル通りに強制的に送り込むモードです．完全な機械換気になります．1サイクルの長さは60秒÷呼吸回数になります．

★設定項目

PCV	呼吸回数，吸気圧，吸気時間，F_IO_2，PEEP
VCV	呼吸回数，1回換気量，吸気流速か吸気時間，F_IO_2，PEEP

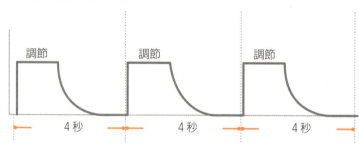

呼吸回数：15回
1サイクル＝60秒÷15回＝4秒

吸気努力の有無は関係あるの？

決められた設定以上の呼吸回数は入りません．一定の間隔で調節呼吸が入ります．

A/C（補助／調節換気）

A/C（assist/control）では，一定のタイムサイクルでcontrol（調節換気）が入り，サイクル中に吸気努力が感知されればassist（補助換気）として強制換気が入ります．このため，設定より呼吸回数が増えることもあります．

★設定項目

| PCV | 呼吸回数，吸気圧，吸気時間，トリガー感度，F_IO_2，PEEP |
| VCV | 呼吸回数，1回換気量，吸気流速か吸気時間，トリガー感度，F_IO_2，PEEP |

調節換気　吸気努力のない機械換気
補助換気　吸気努力のある機械換気

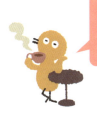

この2種類の強制換気があるということです

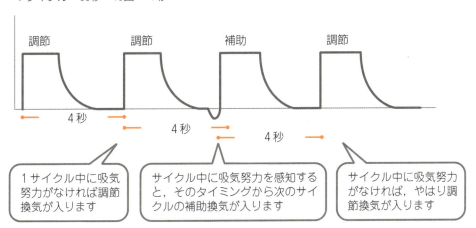

呼吸回数：15回
1サイクル＝60秒÷15回＝4秒

1サイクル中に吸気努力がなければ調節換気が入ります

サイクル中に吸気努力を感知すると，そのタイミングから次のサイクルの補助換気が入ります

サイクル中に吸気努力がなければ，やはり調節換気が入ります

SIMV（同期式間欠的強制換気）

SIMV（synchronized intermittent mandatory ventilation）では，1サイクル中に吸気努力を感知すると設定された補助換気が供給されますが，同じサイクル中で再び吸気努力を感知した場合は補助換気は入りません．1サイクル中で吸気努力が感知されない場合は，調節換気が入ります．

　自発的な吸気努力に補助換気を同調させることで，ファイティング（機械換気と自発呼気がぶつかること）を防いでいます．

★設定項目

| PCV | 呼吸回数，吸気圧，吸気時間，PS，トリガー感度，F_IO_2，PEEP |
| VCV | 呼吸回数，1回換気量，吸気流速か吸気時間，PS，トリガー感度，F_IO_2，PEEP |

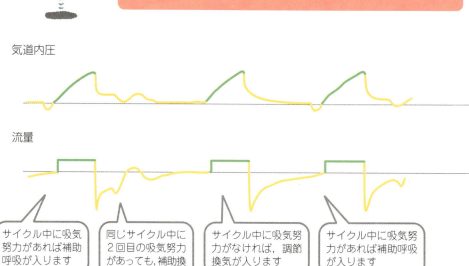

SIMV+PSV

SIMVはよくPSV（プレッシャーサポート→p.34）と併用して使われます．この場合は，SIMVで有効に働かなかった吸気努力にPSVで補助換気が入ります．

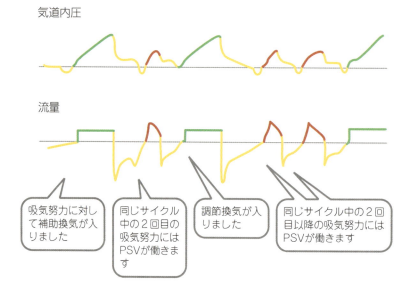

CPAP（持続的気道内陽圧）

CPAP（continuous positive airway pressure）は，自発呼吸のまま気道を陽圧に保つことで，肺の膨らみを維持する効果があります（自発呼吸にPEEPを付加したものと考えてください）．

★設定項目

PS圧，PEEP，トリガー感度，F_IO_2．

★利　点

❶陽圧に自発呼吸が付加されるため，気道内圧や胸腔内圧が（低く）維持できる．

❷気道の閉塞を防ぐ．

★欠　点

❶自発呼吸が弱くなった場合に換気を補助するものがない．

❷静脈還流阻害，頭蓋内圧上昇の危険がある．

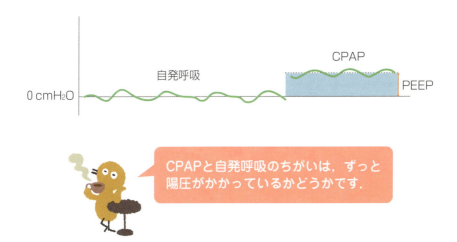

CPAPと自発呼吸のちがいは，ずっと陽圧がかかっているかどうかです．

★無呼吸時のバックアップ

CPAPやPSVでは患者が無呼吸状態になった場合，まったく換気ができなくなります．しかし，人工呼吸器の無呼吸バックアップ換気を設定しておくことで換気を保つことができます．バックアップ換気はVCVかPCVの強制換気を設定し，必ず無呼吸時間（吸気努力が感知されず，換気されない時間）も設定しなければいけません．

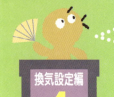

換気設定編 4

付加機能を理解しよう!

人工呼吸器には,換気様式やモードのほかに,それらを有効に作動させるための付加機能が考えられています.

PSV（圧支持換気,プレッシャーサポート）

　PSV（pressure support ventilation）は,吸気努力を感知し,設定したPS圧で補助する方法です.基本的に吸気時間は患者の吸気に依存します.また,吸気努力が弱く設定したトリガー感度にひっかからないと,PSVは作動しません.

　利点は患者の自発呼吸との同調性がよいことで,欠点は換気量が一定ではないことや,無呼吸時には換気されないことです.

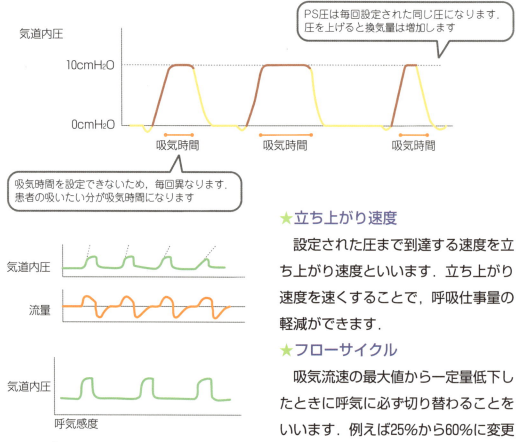

★立ち上がり速度
　設定された圧まで到達する速度を立ち上がり速度といいます.立ち上がり速度を速くすることで,呼吸仕事量の軽減ができます.

★フローサイクル
　吸気流速の最大値から一定量低下したときに呼気に必ず切り替わることをいいます.例えば25％から60％に変更することで速く呼気に移すことができます.逆に60％から25％に変更すると,換気量を増やすことができます.

PEEP（呼気終末陽圧）

PEEP（positive end-expiratory pressure）は，呼気時に0 cmH$_2$Oまで圧を下げないで陽圧を保つ方法です．

★利　点

❶機能的残気量を増加させ，酸素化を改善します．

❷気道の閉塞を防ぎ，虚脱した肺胞を開放することで呼吸仕事量を軽減します．

❸肺血管外水分量の減少を図ります．

★欠　点

❶静脈還流量の減少による血圧低下につながります．

❷気胸などではエアリークを増強させます．

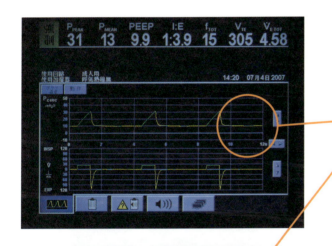

呼気時の圧は設定したPEEPより下になることはありません

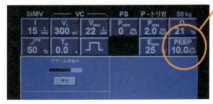

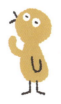

肺胞を風船にたとえてみます

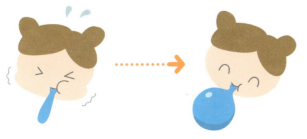

しぼんでいる風船を膨らますにはかなりの力が要りますが，すこし膨らんでいる状態からなら，すぐに膨らみます．

同じように，虚脱した肺胞は膨らみにくいですが，PEEPをかけると膨らみやすくなります．

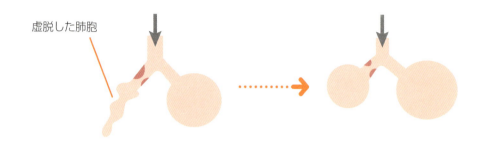
虚脱した肺胞

トリガー

　患者の吸気努力を感知し，人工呼吸器からの吸気を送気する引き金のことで，フロートリガーと圧トリガーの2種類があります．

★フロートリガー

　定常流を流し，患者の吸気努力をフロー（流量）により感知する方法です．トリガー感度は数字の少ない方が鋭敏で，数字が大きくなるほど鈍くなります．フロートリガー感度は2〜5L/分に設定されることが多いです．

★圧トリガー

　人工呼吸器の回路内圧の低下により患者の吸気を感知する方法です．トリガー感度は数字の少ない方が鋭敏で，数字が大きくなるほど鈍くなります．圧トリガー感度は2〜4cmH$_2$Oに設定されることが多いです．

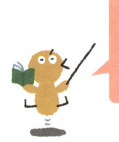

トリガー感度が鈍すぎると患者の吸気努力が多く必要となり，呼吸仕事量の増加につながります

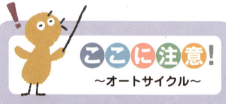

ここに注意！〜オートサイクル〜

　患者の吸気努力がないにもかかわらず，吸気努力と認識して呼吸補助を行ってしまうことをいいます．原因としておもに次の3つがあります．
❶トリガーが鋭敏すぎるとき
❷回路リークがあるとき
❸回路に結露があるとき
　それぞれ，次のように対処しましょう．
❶トリガー感度を鈍くする
❷回路リーク部の交換
❸結露を落とす

第3章
実践編

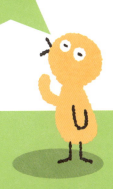

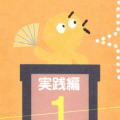

実践編 1 人工呼吸中のモニタリングをマスターしよう！

患者の急変を防ぐには，ていねいなモニタリングが不可欠です．どこを見ればよいのでしょうか？

フィジカルアセスメント

● 全身状態の観察

　人工呼吸は非生理的な換気であって，それ自体が直接各臓器にさまざまな影響を与えます．また，人工呼吸器を装着することによって起こってくる現象もあります．

★人工呼吸器が人体に与える影響

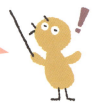

全身状態の観察は，これらの症状を中心に行っていきます

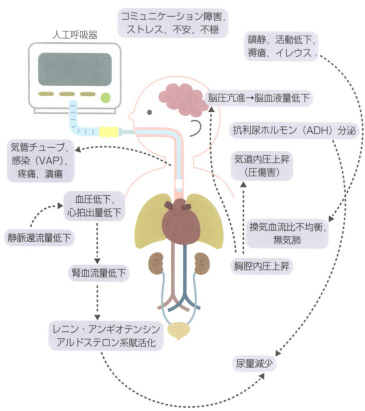

● **視診・触診**

　視診では，まず患者の表情や鼻翼，口の動き，胸郭の動き，発汗状態，口唇や爪の色などから，呼吸状態や鎮静の状態を観察します．

　触診では，視診で得られた所見を実際に手で触れて確認します．手のひら全体を胸郭に当て，呼吸運動に合わせながら，胸郭の上部・下部の動きを診ていきます．

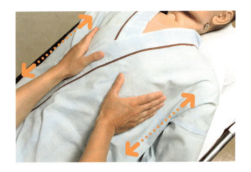

● **聴　診**

　胸部の聴診では，換気状態の把握や気道分泌物の貯留状態を知ることができます．

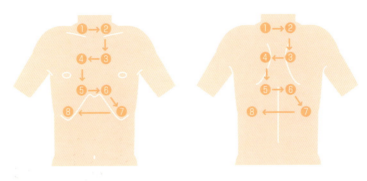

　前胸部，背部の上・中・下肺野を，左右差に注意しながらコの字に聴取していきます．

重症の呼吸不全では，重力の影響で下側肺障害を起こしやすいため，上側だけでなく必ず背部の聴診も行いましょう！

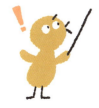

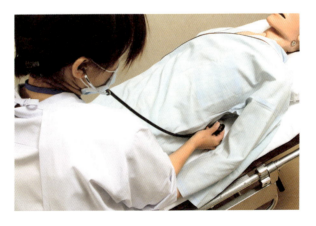

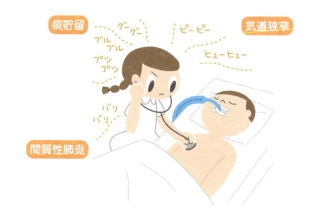

呼吸音の異常には，次のものがあります．

- 減弱
- 消失
- 延長
- 増強
- 副雑音

血液ガス

血液ガス分析は，動脈血液中に含まれる酸素や二酸化炭素，酸塩基平衡を調べる検査です．血液ガスデータは，患者の全身状態，人工呼吸器設定条件の適切さや，人工呼吸器装着を継続する必要性を判断するための指標となります．

血液ガス分析器は，PaO_2（動脈血酸素分圧），$PaCO_2$（動脈血二酸化炭素分圧），pH（水素イオン濃度指数）を測定します．SaO_2（動脈血酸素飽和度），HCO_3（重炭酸イオン濃度），BE（塩基過剰）は，分析器が式により算出します．

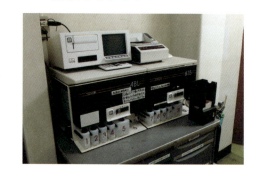

●血液ガスの正常値

★pH　7.35〜7.45

血液の酸性度の指標です．

★$PaCO_2$　35〜45mmHg

組織でのCO_2生産と，肺でのCO_2排出のバランスを見る指標です．換気量が多いと低下し，換気量が少ないと上昇します．

★PaO_2　80〜100mmHg

血液中の酸素分圧のことで，酸素をヘモグロビン（Hb）と結合させる圧力のことです．PaO_2は肺における酸素化の指標です．

※PaO_2は年齢とともに低下します．PaO_2＝110－年齢÷2

★SaO_2　95〜100%

血液中に存在するヘモグロビンのうち，何%が酸素と結合しているかを示しています．

★HCO_3^-　22〜26mEq/L

緩衝系（pHを安定させようとするしくみ）の指標です．

★BE　0±3 mEq/L

全緩衝塩基量の正常値と実際の値の差です．

★酸塩基平衡異常の判定

	pH	$PaCO_2$	HCO_3^-	BE
呼吸性アシドーシス	↓	↑	↑	↑
呼吸性アルカローシス	↑	↓	↓	↓
代謝性アシドーシス	↓	↓	↓	↓
代謝性アルカローシス	↑	↑	↑	↑

↑↓は一次性変化，↑↓は一次性変化により変動したpHを代償する二次性変化です．

パルスオキシメーター

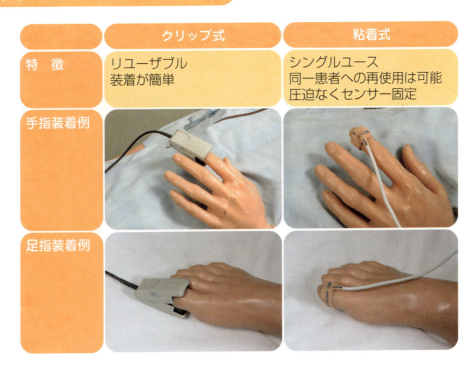

	クリップ式	粘着式
特徴	リユーザブル 装着が簡単	シングルユース 同一患者への再使用は可能 圧迫なくセンサー固定
手指装着例		
足指装着例		

動脈血の酸素飽和度を経皮的に測定するもので，血液ガス分析の実測値と区別して経皮的動脈血酸素飽和度（SpO_2）と表記します．パルスオキシメーターは，動脈の拍動を利用し，光で血液の酸素飽和度を測定します．患者に侵襲を与えず簡便に行え，連続したデータが測定できます．

　ただし，センサーが外れかけていると正確に測定できないので注意しましょう．

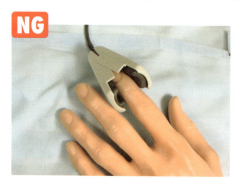
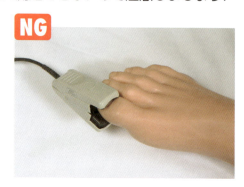

グラフィックモニター

　人工呼吸器のグラフィックモニターでは，患者の呼吸状態や，人工呼吸器と患者の呼吸との同調性を見ることができます（写真はPURITAN BENNETT 840™）．

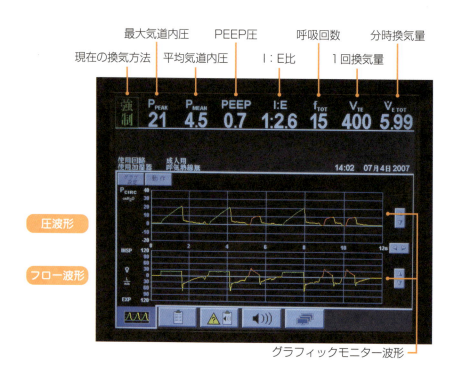

グラフィックモニター波形

●グラフィックモニター波形の観察

★リーク

呼吸器回路や気管チューブにリークが発生すると，気道内圧がPEEP設定よりも低下します．さらにトリガー感度に達すると自発呼吸と感知され，補助換気やPSVがかかることがあります．

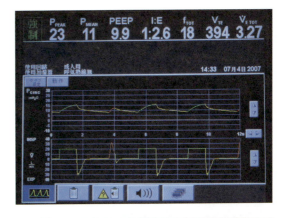

★ノイズ

呼吸器回路内の結露や，心拍によって，モニター波形にノイズが入ります．この場合もトリガー感度に達すると自発呼吸と感知され，誤作動が起こります．

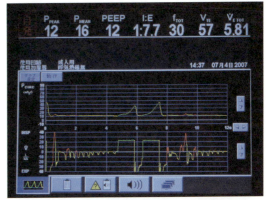

★ファイティング，バッキング

ファイティングやバッキングが起こると，気道内圧の上昇や換気波形が乱れます．

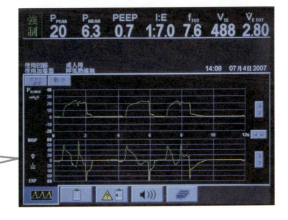

強制換気の呼気が吐き出されきらないうちに，自発呼吸がはじまってファイティングを起こしています！

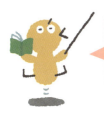

・ファイティング：患者の自発呼吸と人工呼吸器による換気がぶつかり合っている状態．
・バッキング：患者の咳嗽と人工呼吸器の換気がぶつかり合っている状態．

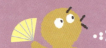

実践編 2 気道管理をマスターしよう！

人工呼吸を安全に行い，患者の安楽を保つために，ていねいな気道管理を行いましょう．

チューブ固定

気管チューブの挿入位置が適正でなかったり，確実に固定されていなかったりすると，片肺挿管や自己（事故）抜管などの原因になるので注意しましょう．

● 経口挿管

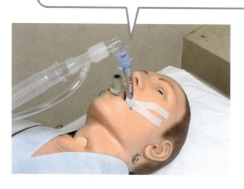

チューブの深さは男性22～24cm，女性20～22cm（口角部で確認）

❶テープは頬部から貼りはじめ，チューブの下を通して1～2周巻き，反対の頬部で貼り終わります．

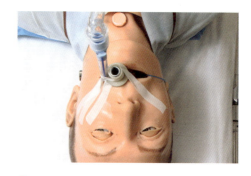

❷次にバイトブロックとチューブを一緒に留めます．❶と反対まわりでテープを巻き付けて，反対側の頬部で貼り終わります．

ここに注意！ ～チューブの固定～

- 正しい位置にチューブが挿入されているかの判断は，X線撮影で行いますが，それ以外は口角固定位置で判断します．例）口角○○cmライン固定
- 固定テープは1日1回貼り替えます．同一部位の固定は潰瘍形成のリスクがあるため，固定位置を変更します．また，固定部の皮膚の状態や口腔内の観察を行います．位置変更時は必ず2名で行い，挿入の深さのズレや抜管の防止に努めます．
- テープは伸縮性のない，皮膚刺激の少ないものを選びましょう．

テープは頬部（上顎）に留めるようにします．下顎に留めると，口を開けたときにテープがゆるみやすくなります．

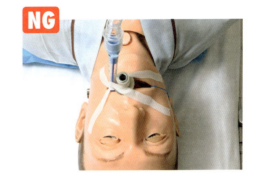

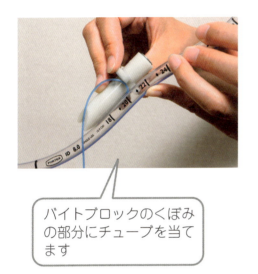

バイトブロックのくぼみの部分にチューブを当てます

★ **バイトブロックの使い方**

・歯圧によるチューブの屈曲，破損を防ぎ，口腔内の吸引やケアを容易にします．
・サイズは挿管チューブよりすこし大きいものを選びます．
・歯のない場合はバイトブロックを使用することで，かえって固定が不安定になりやすいため不要です．

カフ圧

●カフ圧を適正に保つ意味

❶ 人工呼吸器から送られる換気量や吸気圧の確保．
❷ 上気道の分泌物のたれ込み，胃内容物逆流時の誤嚥防止など．

カフと気管がシール良好であるように管理することが重要です

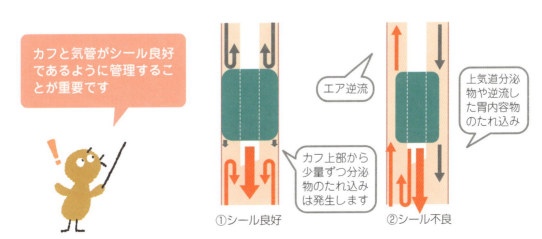

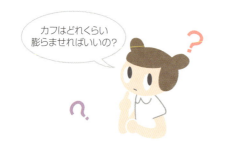

「何cc入れる」（量）ではなく，「何cmH₂Oにする」（圧）です！

正常値（安全域）20〜30cmH₂O（15〜23mmHg）を目安に，リークのない最小値でカフ圧を調整します．

● 測定方法

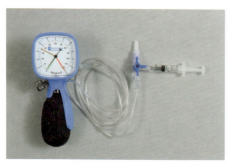

❶ カフ圧計に耐圧チューブと三方活栓を接続します．三方活栓には3cc程度のシリンジを使用します（0.1cc単位でエアを注入できるため）．

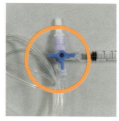

❷ カフ圧計の圧を正常範囲に設定し，その値がずれないように三方活栓を動かします．

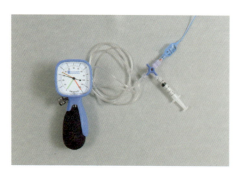

❸ 三方活栓に気管チューブのパイロットバルーンを接続します．

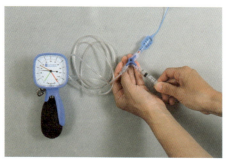

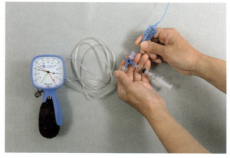

❹ 三方活栓を全方向にオープンにして，カフ圧計の値を見ながらエアを注入，もしくは抜いていきます．

❺ 圧の設定が終わったら，パイロットバルーンと三方活栓の接続を外します．

気管吸引

人工呼吸中の患者ではチューブを介して気管吸引を行う必要があります．気管の分泌物を除去することで，呼吸仕事量（努力呼吸）や呼吸困難感を軽減し，酸素化の改善を図ります．患者の苦痛を伴う処置であるため，必要以上の気管吸引を行ってはいけません．1～2時間ごとというように時間を決めてルーチンに行うべき処置ではなく，必要と判断された状況においてのみ行うことが推奨されています．

★吸引のタイミング

気管または人工気道に分泌物が貯留している場合に行います．
❶呼吸音の減弱や副雑音．
❷努力性呼吸．
❸気道内圧の上昇，もしくは換気量の低下．

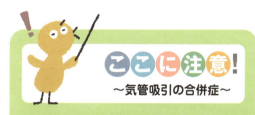

ここに注意！ ～気管吸引の合併症～

- 気管吸引によって引き起こされる合併症を未然に防ぐため，心電図モニター，パルスオキシメーターを装着して行います．
- 合併症には，頭蓋内圧亢進，気管粘膜損傷，気道外傷，気管攣縮，低酸素血症，徐脈，頻脈，不整脈，心停止，血圧上昇，感染などがあります．
- 吸引は盲目的な手技となるため，注意が必要です．吸引前後は必ず呼吸音を聴取して評価しましょう．

● 必要物品

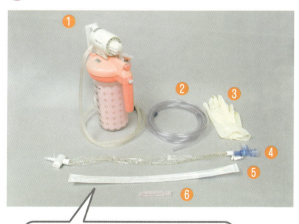

吸引器本体
（中央配管またはポータブル）
❶吸引びん
❷コネクティングチューブ
❸未滅菌手袋（開放式吸引の場合は滅菌手袋でも可）
❹閉鎖式吸引回路
❺吸引カテーテル
❻洗浄液（生理食塩水または滅菌水）

吸引カテーテルのサイズは，気管チューブの内径の1/2以下を選びます．例：気管チューブが8mmの場合は9～12Fr

● 開放式吸引の実施手順

開放式吸引とは，回路の一部を開放して吸引カテーテルを挿入する方法です．

❶ 手洗いを行い，吸引圧は20kPa（150mmHg）に設定します．
❷ 挿入前に患者の状態に合わせてF_IO_2を上げます．
❸ 滅菌手袋を装着し吸引カテーテルを吸引器に接続します（カテーテルはディスポーザブルで1回ごとの使用）．

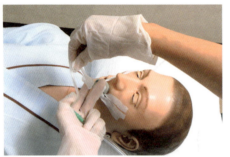

> 挿入の長さは，気管チューブ先端から1〜2cm出る程度，気管分岐部の手前までとします

❹ 左手の親指で吸引カテーテルを押さえて，吸引圧をかけないで気管チューブに挿入します（カテーテル先端が気管分岐部に当たらない位置まで）．

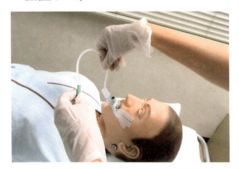

> カフ上部や口腔，鼻腔に貯留している分泌物を肺に落ち込ませないように，口腔または鼻腔→カフ上部→気管の順に吸引します

❺ 左手の親指を離して吸引圧をかけながらカテーテルを引き抜きます．

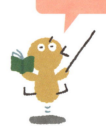

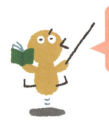

> ビニールエプロンとゴーグル，マスクを着用して行います

●閉鎖式吸引の実施手順

開放式とは違い，回路の一部に接続するため，回路を開放せずに吸引できます．

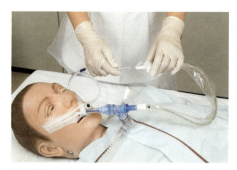

❶吸引コントロールバルブを吸引器に接続します．

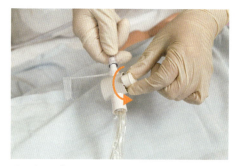

❷バルブのロックを解除します．

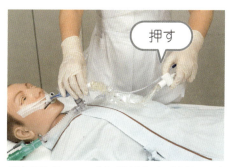

❸気管チューブを保持しながらスリーブ内の吸引カテーテルを挿入します．

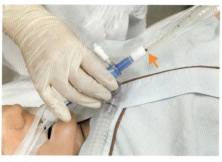

❹バルブを押して圧をかけながら，抜去位置確認マークが見えるまでカテーテルを引き抜きます．

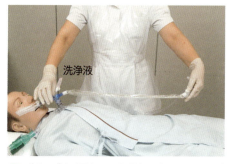

❺バルブを押して吸引圧をかけながら注入ポートから洗浄液を流し，カテーテルを洗浄します．

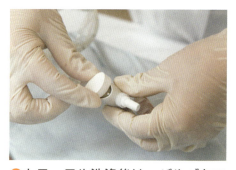

❻カテーテル洗浄後は，バルブをロックし，吸引器から吸引コントロールバルブを外し，キャップをしめます．

加温・加湿

　自発呼吸では，空気は上気道を通過して肺胞に達するまでに，すこしずつ加温加湿されていきます．しかし，気管チューブが挿入されていると，上気道がバイパスされているためにその機能は働きません．人工呼吸器からのガスは湿度0(ゼロ)のドライガスであるため，適切な加温・加湿が大切です．

★設定・観察のポイント

・熱線付きの回路の場合は，口元温度が37℃となるように設定します．
・熱線なしの回路の場合は，吸気側の結露の観察が重要です．吸気側の口元に近い部分に結露があれば，相対湿度100％であると考えられます．
・呼気側の結露は加湿の程度に関係ないので，重要性は高くありません．

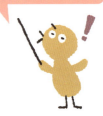

加温・加湿されていない吸入ガスが直接肺に達すると，気道粘膜が傷ついたり，痰など分泌物が固まったりします

●人工鼻

　人の鼻と同じ機能を持ち，呼気に含まれる水と熱をとらえて，次の吸気に使うことで加湿を行います．1〜2日以内に人工呼吸器からの離脱可能な患者に適応されます（手術，搬送時など）．

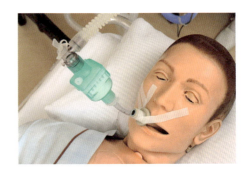

ここに注意！
〜人工鼻使用が禁忌の症例〜

● 粘稠な痰，血性痰の患者．
● 1回換気量について，呼気が吸気の70％以下の患者（気管支瘻やカフリークのある患者）．
● 体温が32℃以下の患者．
● 自発呼吸の換気量が10L/分以上の患者．
● ネブライザー使用中は，人工鼻は回路から取り外すこと．
● 加湿器との併用はしない．

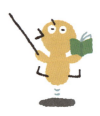

痰やネブライザーの薬液などでフィルターが目詰まりを起こすと，気道抵抗の増強や換気不足につながるため注意しましょう！　汚染時はすみやかに交換を行います

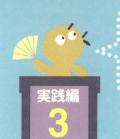

実践編 3

口腔ケアと体位変換をマスターしよう！

人工呼吸管理中のさまざまな合併症を防ぐため，口腔ケアと体位変換をマスターしよう．

口腔ケア

人工呼吸管理中の患者の口腔内は，嚥下や咀嚼運動が行いにくく有機物などが蓄積しがちです．唾液の分泌が少なくなって乾燥しやすく，自浄作用が低下しています．

● 必要物品

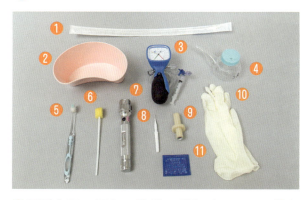

❶吸引カテーテル ❷ガーグルベースン ❸カフ圧計 ❹吸い飲み ❺歯ブラシ ❻スポンジブラシ ❼ペンライト ❽歯間ブラシ ❾バイトブロック ❿未滅菌手袋 ⓫うがい液（アズレン含嗽剤）

● 実施準備

❶施行前に手洗いを行い，一般状態・意識レベルを観察します．
❷患者へ口腔ケアを行うことを説明します．
❸体位は上体をギャッジアップし，頭部を横に向け，カフ圧が20cmH$_2$O以上であることを確認します．
❹チューブ固定とバイトブロックを外し，チューブの固定を医師に依頼します．

● 実施手順

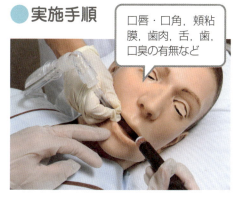

口唇・口角，頬粘膜，歯肉，舌，歯，口臭の有無など

❶ペンライトを使用し，口腔内の観察を行います．

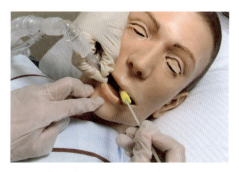

❷スポンジブラシにうがい液を浸し，歯・歯肉・頬粘膜・舌を清拭します．

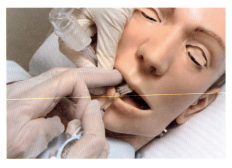
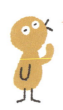

気管チューブとバイトブロックの周辺は汚染が強いため，狭いところは歯間ブラシを使用して行います

❸歯ブラシで歯・歯間・舌を3分程度ブラッシングします．
❹吸い飲みにうがい液を入れ，ゆっくり口腔内に注ぎながら吸引カテーテルでうがい液を吸引し，洗浄を行います．
❺バイトブロックを交換し，チューブの固定位置を変更します．
❻気管チューブの固定位置に変わりがないか確認し，テープで固定します．口唇の荒れがひどいときは，リップクリーム・ワセリンなどを塗布し，口唇を保護します．
❼呼吸音の変化，SpO$_2$の変化，咳・痰の性状変化の有無，患者の反応などを観察します．上気道と気道内の吸引を十分して，うがい液のたれ込みがないかを確認し，体位を元に戻します．

体位変換

❶酸素化の改善，肺合併症の予防（換気血流不均等分布の是正，機能的残気量の増大，分泌物の移動）．
❷関節の硬化予防．
❸腸管運動の促進，褥瘡予防．

実施手順

❶バイタルサインをチェックし，患者へ体位変換することを説明します．

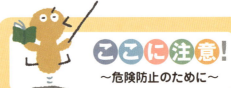

ここに注意！ ～危険防止のために～

● 体位変換は2名以上の看護師で行います．
● 右側臥位→仰臥位→左側臥位とバランスよく行いますが，肺病変などを考慮して呼吸音やSpO$_2$を十分観察しましょう．
● 体位変換後は，カフ圧の変動やカフリークの出現にも注意しましょう．

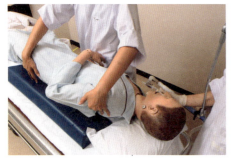

❷人工呼吸器回路に余裕を持たせながら患者を回転させます．

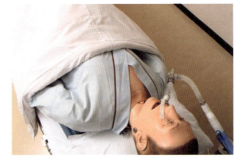

❸衣類・シーツのしわを取り除き，枕を用いて体位を安定させます．

実践編 4

VAP（人工呼吸器関連肺炎）を理解しよう！

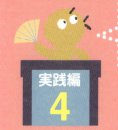

人工呼吸開始後，48時間以降に発生する肺炎をVAPといい，人工気道を留置することで起こる合併症の一つです．

VAP（人工呼吸器関連肺炎）

　人工呼吸器関連肺炎（ventilator associated pneumonia；VAP）を発症すると，人工呼吸日数・ICU滞在日数・入院日数が延長し，生命予後の悪化などが報告されています．原因となる細菌が誤嚥または吸入によって上気道か下気道へ侵入することで発生します．

　VAPを起こさないためには，どのように介入すればよいでしょうか？

1．手指衛生を確実に実施する．

VAPをはじめとする院内感染を回避し，医療従事者および患者をまもるための基本的な手段です．患者の診察や処置前，診察や処置の終了後，呼吸回路の接触前後は確実に手洗いを行います．

2．人工呼吸器回路を頻回に交換しない．

人工呼吸器回路は開放させずにできるだけ閉鎖状態を保つことが大切です．回路の定期交換は推奨されていません．目に見える汚れや破損がある場合に交換します．

3．適切な鎮静・鎮痛を図る．とくに過鎮静を避ける．

過鎮静は人工呼吸期間延長の原因となり，VAPの発生頻度が増します．鎮静スケールRASS（55ページ参照）を使用し，スコア−3〜0の「眠っているが軽い刺激で覚醒する程度」から「覚醒した状態」の範囲で維持できるよう鎮静薬を調整します．また，日中の鎮静薬使用中断や減量を検討します．鎮痛薬は中断しません．

4．人工呼吸器からの離脱ができるかどうか，毎日評価する．

気管挿管はVAPのリスク因子であり，気管挿管期間を短縮するためには，人工呼吸離脱のプロトコルを定めて定期的に評価することが必要です．状態が整えば1日1回人工呼吸器の補助がない状態で呼吸ができるか見極めます．これを自発呼吸トライアル（SBT）といいます．

5．人工呼吸中の患者を仰臥位で管理しない．

仰臥位では胃内容物が口腔咽頭に逆流し，それが気道に流入することでVAPの発生率が増します．頭の位置を高くすることで発生率を低下させることができます．頭位を30°上げるのを目安とします．

「人工呼吸関連肺炎予防バンドル（VAPバンドル）」（2010年改訂版）を要約し作成

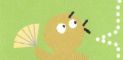

実践編 5 鎮静・鎮痛をマスターしよう！

患者の苦痛や不快感を軽くし，人工呼吸器との同調性をよくするためには，適切な鎮静・鎮痛が必要です．

鎮静・鎮痛の目的

① 苦痛，不安，恐怖感などによるストレスの軽減．
② 気管チューブや陽圧換気による不快感の減少．
③ 酸素消費量を抑制し，呼吸・循環器系への負荷の軽減．
④ 人工呼吸器との不同調の緩和．
⑤ 呼吸理学療法，気管吸引，侵襲的処置・検査，看護ケアなどのスムーズな実施．
⑥ 睡眠・覚醒リズムの確保．

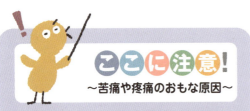

ここに注意！ ～苦痛や疼痛のおもな原因～

- 人工呼吸器との同調性が図れないことによる苦痛，呼吸困難感，ファイティング，バッキング．
- 気管チューブによる不快感・咽頭痛，会話ができないこと．
- 体動の制限による腰痛や関節痛．
- 気管吸引，体位変換，バイタルサイン測定などの看護行為．

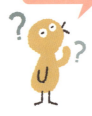

なぜ鎮静・鎮痛状態の評価が必要なんだろう……？

個々の患者に適した鎮痛・鎮静状態を維持することができ，薬剤投与量の調節が可能になるからです．

★ 過剰鎮静の問題点

① 呼吸・循環の抑制
② 誤嚥性肺炎・沈下性肺炎の発症
③ 呼吸補助筋の廃用性萎縮
④ 褥瘡，深部静脈血栓・肺梗塞，便秘の発生
⑤ 免疫能の低下
⑥ 覚醒遅延と医療経済的問題

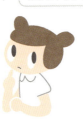

患者の苦痛が激しいからって，やたらに鎮静すればいいってものじゃないのね

鎮静の評価

鎮静スケール RASS (Richmond Agitation-Sedation Scale) もしくは SAS (Sedation-Agitation Scale) を使用します．鎮静レベルは，眠っているが軽い刺激で覚醒し，吸引時には咳嗽反射があり，吸引後は消失する程度が理想的です．

★RASS（目標値：0～-2）

ステップ1	30秒間，患者を観察する．これ（視診のみ）によりスコア0～+4を判定する
ステップ2	①大声で名前を呼ぶか，開眼するように言う ②10秒以上アイ・コンタクトができなければ繰り返す

以上2項目（呼びかけ刺激）によりスコア-1～-3を判定する

③動きが見られなければ，肩を揺するか，胸骨を摩擦する．これ（身体刺激）によりスコア-4，-5を判定する

スコア	用語	説明	
+4	好戦的な	明らかに好戦的な，暴力的な，スタッフに対する差し迫った危険	
+3	非常に興奮した	チューブ類またはカテーテル類を自己抜去；攻撃的な	
+2	興奮した	頻繁な非意図的な運動，人工呼吸器ファイティング	
+1	落ち着きのない	不安で絶えずそわそわしている．しかし動きは攻撃的でも活発でもない	
0	意識清明な	落ち着いている	
-1	傾眠状態	完全に清明ではないが，呼びかけに10秒以上の開眼及びアイ・コンタクトで応答する	呼びかけ刺激
-2	軽い鎮静状態	呼びかけに10秒未満のアイ・コンタクトで応答する	呼びかけ刺激
-3	中等度鎮静状態	呼びかけに動きまたは開眼で応答するがアイ・コンタクトなし	呼びかけ刺激
-4	深い鎮静状態	呼びかけに無反応．しかし，身体刺激で動きまたは開眼	身体刺激
-5	昏睡	呼びかけにも身体刺激にも無反応	身体刺激

★SAS

スコア	状態
7	気管チューブやカテーテルを引っ張ったり，ベッド柵を越えたりする．医療スタッフに暴力的
6	度重なる注意にもかかわらず不穏がある．体の抑制が必要．気管チューブを噛む
5	軽い不安・不穏がある．ベッド上で座ろうとするが，制止すると落ち着く
4	平静．容易に覚醒し，命令に従う
3	覚醒困難．声をかけるか軽くゆすると覚醒するが，すぐに眠ってしまう．簡単な命令に従う
2	身体への刺激で覚醒するが，意思は通じず，命令に従わない．自発運動はある
1	強い刺激によってわずかに反応する，あるいは反応しない．意思は通じず，命令に従わない

鎮痛の評価

鎮痛スケールは，患者の意識レベルに合わせ選択します．
★患者が痛みを自己申告できる場合：NRSもしくはVAS
★患者が痛みを自己申告できない場合：BPSもしくはCPOT

患者は安静時や通常のケアでも「痛み」を感じています．「痛み」を十分にとってあげることが大切であり，それにより鎮静薬を最小限に用いることができます．

★BPS（Behavioral Pain Scale）（目標値≦4）

	説明	スコア
表情	穏やかな	1
	一部硬い（たとえば，まゆが下がっている）	2
	全く硬い（たとえば，まぶたを閉じている）	3
	しかめ面	4
上肢	全く動かない	1
	一部曲げている	2
	指を曲げて完全に曲げている	3
	ずっと引っ込めている	4
呼吸器との同調性	同調している	1
	時に咳嗽，大部分は呼吸器に同調している	2
	呼吸器とファイティング	3
	呼吸器の調節がきかない	4

★NRS（Numeric Rating Scale）（目標値≦3）

現在の痛みが0～10までの11段階でどの程度かを，患者自身により口頭ないしは目盛りの入った線上に記入してもらう方法です．

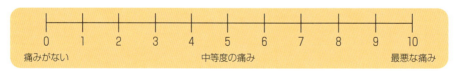

★VAS（Visual Analogue Scale）
★CPOT（Critical-Care Pain Observation Tool）

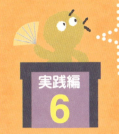

実践編 6

アラームへの対応をマスターしよう！

アラームは私たちに代わって異常を監視してくれる存在です．きちんと対処を覚えれば，怖いものではありません．

アラームが鳴ったら……，

すぐに消音・リセットしてはいけません！

患者の観察と同時に，原因の検索・除去を行います！

アラームの種類

低気道内圧，高気道内圧，低分時換気量（低MV），高分時換気量（高MV），低1回換気量（低V_T），高1回換気量（高V_T）……．供給ガス不良などの供給異常を知らせるアラームは自動的に設定されていますが，これらのアラームは医師や看護師が設定する必要があります．

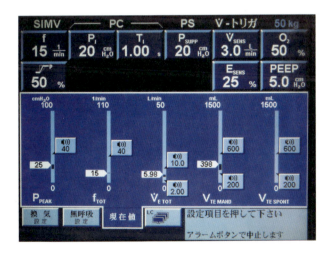

換気設定（PCVやVCV）によって，どのアラームが重要になるか変わってきます．なお，アラームの種類は人工呼吸器によって多少異なります．

低気道内圧 ※気道内圧の-20～30%

★原　因

呼吸器の問題	回路の接続の外れやゆるみ 破損によるリーク
患者の問題	気管チューブやカニューレが抜けている カフリーク 自発呼吸の吸気努力が強く，圧が上がらない 肺コンプライアンスの上昇
設定の問題	1回換気量の設定が少ない アラーム設定が高すぎる

★対　処

呼吸器の問題	回路チェック，交換を行う
患者の問題	気管チューブの入れ替え 適正なカフ圧に調整 鎮静薬の投与，コントロール 換気設定の変更
設定の問題	適切な換気設定，アラーム設定に変更

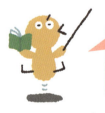

SpO₂の低下などの状態変化がある場合は，ただちに100%酸素を用いた用手換気に変更してFiO₂の上昇を図りましょう！低圧アラームは，回路の外れを認知する上でも重要です

高気道内圧 ※気道内圧の+10cmH₂O，通常35～40cmH₂O以上にはしない

★原　因

呼吸器の問題	回路の屈曲や閉塞（気管チューブを含む） 痰，血液によるチューブの閉塞
患者の問題	痰がたまっている バッキング，ファイティング 肺コンプライアンスの低下
設定の問題	1回換気量の設定が多い アラーム設定が低すぎる

★対　処

呼吸器の問題	回路や気管チューブのチェック，交換 吸引で痰や血液の除去
患者の問題	吸引で痰の除去 咳の原因を探して除去 　（気管チューブの刺激，唾液のたれ込み） 鎮静薬のコントロール 適切な換気設定，アラーム設定に変更
設定の問題	適切な換気設定，アラーム設定に変更

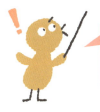

患者のいつもの気道内圧を把握しておきましょう！
気胸を起こしている可能性があることを頭に入れておきましょう！

呼吸数上限

★原　因

呼吸器の問題	蛇管に結露がたまり，トリガーされている
患者の問題	発熱や呼吸状態悪化などによる呼吸数の増加 バッキング
設定の問題	アラーム設定が低すぎる 吃逆や心拍などをトリガーしている 　（トリガーが鋭敏すぎる）

★対　処

呼吸器の問題	結露の除去
患者の問題	状態悪化の原因を探して除去 鎮静薬のコントロール 咳の原因を探して除去
設定の問題	アラーム設定の変更 トリガー感度の調整

低分時換気量（低MV） ※実測値の−30%

★ 原　因

呼吸器の問題	回路のリーク，閉塞による1回換気量の低下
患者の問題	カフリーク 気管チューブやカニューレが抜けている 呼吸回数の減少
設定の問題	アラーム設定が高すぎる 1回換気量，吸気圧，呼吸回数の設定が不適切

★ 対　処

呼吸器の問題	回路チェック，交換
患者の問題	気管チューブの入れ替え 適正なカフ圧に調整 鎮静薬の投与，コントロール
設定の問題	アラーム設定，換気設定の変更

低1回換気量（低V_T）

★ 原　因

呼吸器の問題	回路の接続の外れやゆるみ 破損によるリーク
患者の問題	カフリーク 肺コンプライアンスの低下 ファイティング，バッキング
設定の問題	吸気圧設定が低すぎる アラーム設定が高すぎる

★ 対　処

呼吸器の問題	回路チェック，交換
患者の問題	適正なカフ圧に調整 鎮静薬の投与，コントロール 換気設定の変更
設定の問題	換気設定の変更 アラーム設定の変更

無呼吸（アプニア） ※通常15〜20秒

★原因

呼吸器の問題	呼吸回路が外れている
患者の問題	患者の自発呼吸が停止 吸気努力の減少
設定の問題	患者の吸気努力を機械が感知できず，トリガーされていない

★対処

呼吸器の問題	回路チェック
患者の問題	鎮静レベルの確認，鎮静薬の減量 換気設定の変更
設定の問題	トリガー感度の調整

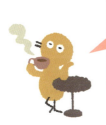

突然の人工呼吸器の異常や患者の状態変化に備えて，ベッドサイドには必ずジャクソンリースかバッグ・バルブ・マスクを置き，すぐに用手換気に切り替えることができるようにしましょう！

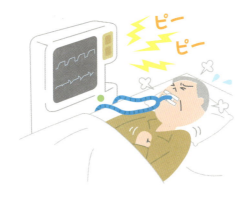

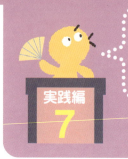

実践編 7 機器点検をマスターしよう！

患者に接続している際に不調が起こらないよう，日ごろからの点検が大切です．

❶呼吸器回路からのリークはないか？
❷呼吸器回路の破損や異常はないか？
❸呼吸器本体に異常がないか？

点検の際はこれらのポイントを念頭に，人工呼吸器が正常に動くかをチェックします．

人工呼吸器使用前の点検

❶新しい回路を不潔にならないように注意しながら正確に組み立てます．
❷接続部をきっちりはめ込み，回路・部品に破損がないか確認しながら組み立てます．
❸リークテストなど，人工呼吸器の自己診断機能を利用して行います．
❹テストラングを装着し，換気量・換気圧・換気回数・換気モードが設定通り作動するか確認します．

人工呼吸器使用中の点検

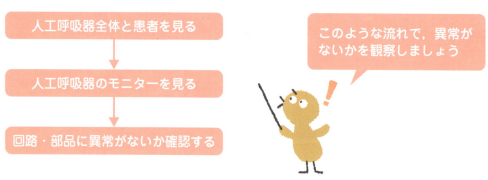

❶医師の指示通り設定されていますか？
❷コンセントは接続されていますか？（無停電電源が望ましい）
❸リークの有無，各接続部にゆるみはありませんか？
❹回路の屈曲・閉塞はありませんか？

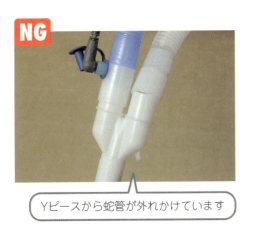

Yピースから蛇管が外れかけています

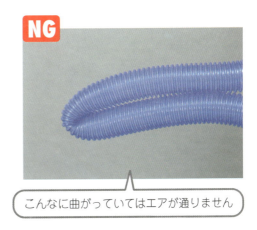

こんなに曲がっていてはエアが通りません

❺加温加湿は行われていますか？　滅菌水が適量入っていますか？
❻回路内やウォータートラップに水滴・水がたまっていませんか？

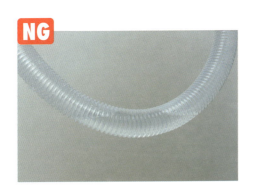

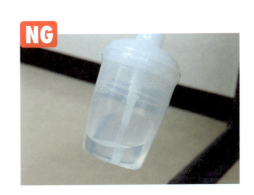

❼1回換気量や最高気道内圧が通常と変わりないか，PEEPの変化，換気回数，トリガーの有無，換気の状態などもチェックしましょう．

★設定確認

　各施設で用意されている人工呼吸器設定チェックシートと照らし合わせて確認します．
　人工呼吸器の設定確認は以下のときに行います．
❶看護師が交代するとき
❷人工呼吸器の換気条件設定を変更するとき
❸人工呼吸器の回路交換を行うとき
❹ON－OFFの場合で人工呼吸を再開するとき

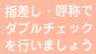

指差し・呼称でダブルチェックを行いましょう

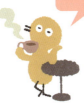

はじめてのシリーズ
はじめての人工呼吸器 パワーアップ版

2007年12月5日発行	第1版第1刷
2014年4月20日発行	第1版第8刷
2016年1月1日発行	第2版第1刷Ⓒ
2019年10月10日発行	第2版第4刷

著　者　大阪はびきの医療センター IRCU
発行者　長谷川 素美
発行所　株式会社メディカ出版
　　　　〒532-8588
　　　　大阪市淀川区宮原3-4-30
　　　　ニッセイ新大阪ビル16F
　　　　https://www.medica.co.jp/
編集担当　志田原宏美
装　　幀　神原宏一
イラスト　ニガキ恵子
写真撮影　太田未来子（エムツーフォト）
印刷・製本　株式会社廣済堂

本書の複製権・翻訳権・翻案権・上映権・譲渡権・公衆送信権（送信可能化権を含む）は、(株)メディカ出版が保有します。

ISBN978-4-8404-5618-0　　　　　　　　　　　　Printed and bound in Japan

当社出版物に関する各種お問い合わせ先（受付時間：平日9：00〜17：00）
●編集内容については、編集局 06-6398-5048
●ご注文・不良品（乱丁・落丁）については、お客様センター 0120-276-591
●付属のCD-ROM、DVD、ダウンロードの動作不具合などについては、デジタル助っ人サービス 0120-276-592